BEI GRIN MACHT SICH IHR WISSEN BEZAHLT

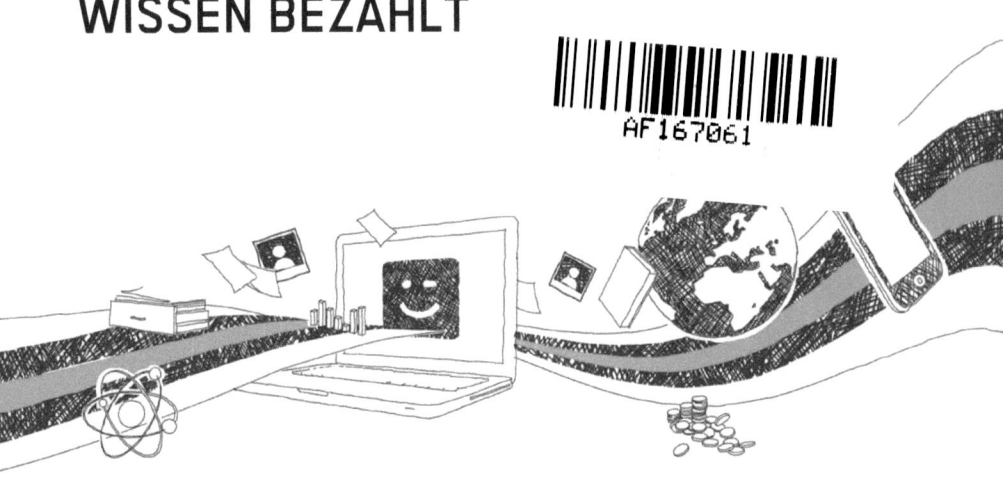
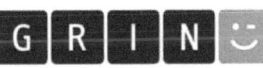

Bibliografische Information der Deutschen Nationalbibliothek:

Die Deutsche Bibliothek verzeichnet diese Publikation in der Deutschen National-bibliografie; detaillierte bibliografische Daten sind im Internet über http://dnb.d-nb.de/ abrufbar.

Impressum:

Copyright © 2016 GRIN Verlag
Druck und Bindung: Books on Demand GmbH, Norderstedt Germany
ISBN: 9783346018359

Dieses Buch bei GRIN:

https://www.grin.com/document/498760

Sven Kotzbach

Sind Assessmentinstrumente eine Notwendigkeit der professionellen Pflege ?

GRIN Verlag

Sind Assessmentinstrumente eine Notwendigkeit der professionellen Pflege ?

Sven Kotzbach

Inhaltsverzeichnis

Einleitung:

In der Pflege finden zunehmend Assessmentinstrumente ihren Einsatz und sind daher aus der täglichen Praxis nicht mehr weg zu denken. Das Interesse, Pflegeprozessen mehr Struktur, System, Verständlichkeit und Begründbarkeit zu verleihen ist in den vergangenen Jahren enorm gestiegen, woraufhin die Pflegewissenschaft sich vermehrt mit dem Thema Assessmentinstrumente im Bereich der Pflege befasst hat.

In dieser Hausarbeit geht es im Folgenden, um die allgemeine Klärung des Begriffes Assessmentinstrumente. Dazu werden Fragen beantwortet wie: Welchen geschichtlichen Hintergrund haben Assessmentinstrumente und ab wann spielten diese eine Rolle für die Pflege? Wie werden Sie definiert? Welche Fakten gibt es über Assessmentinstrumente? Auf welche Konzepte und Methoden beruhen sie? Sowie die Klärung der Fragen: welche rechtlichen Grundlagen und welche Gütekriterien unterliegen Assessmentinstrumente? Was müssen Sie erfüllen um wissenschaftlich beständig sein zu können?

Darüber hinaus wird dargestellt was im Allgemeinen für und gegen Assessmentinstrumente in der Pflege spricht und in einer Gegenüberstellung vorgestellt, um die Bildung einer wissenschaftlich fundierter Meinung sicher stellen zu können.
Ebenso wird der Begrifflichkeit des Schmerzens eine Definition gegeben.
Im Anschluss soll an einem Assessmentinstrument geprüft werden, ob dieses den geforderten Standards und Ansprüchen genügt. Ich werde für diese Überprüfung die Numerische-Rating-Skala (im Folgenden nur noch NRS genannt) nutzen.

Abschließend wird diese Hausarbeit mit einem Fazit vollendet und die zu Beginn gestellte Frage, ob Assessmentinstrumente eine Notwendigkeit für die professionelle Pflege darstellen und somit unabkömmlich sind, beantwortet.

Definition von Assessmentinstrumenten:

Der Begriff „Assessment" kommt aus dem Englischen von to assess = einschätzen, beurteilen[1].

Assessments als Einschätzungsverfahren in der Pflege sind Teil der Pflegediagnostik und Pflegeevaluation, welche zur Erfassung des Pflegebedarfs führen.

Assessmentinstrumente richten ihren Blick auf die wesentlichen Punkte eines Pflegephänomens, dass zu beschreiben ist und der potenziellen Konsequenz daraus. Durch die Einschätzung des aktuellen Pflegephänomens kann möglicherweise, je nach Bewertung durch den Pflegenden, sich ein Handlungsbedarf ableiten lassen und somit in nachfolgenden Pflegehandlungen mit eingebracht werden[2].

Eine individuelle Einschätzung des Patientenzustandes ist unabkömmlich, um eine speziell für den Patienten ausgelegte Pflege zu gewährleisten. Seit Einführung der Expertenstandards in der Pflege seitens des DNQP (Deutsches Netzwerk für Qualitätsentwicklung in der Pflege)
ist die Anwendung von standardisierten Assessmentinstrumenten immer häufiger geworden.[3]

Sie geben Aufschluss über Aspekte der Pflegebedürftigkeit und gleichzeitig können damit Risikoeinschätzungen vorgenommen werden. Sie dienen außerdem dazu, den pflegerischen Prozess zu erleichtern und Pflegephänomene zu erfassen.

In der Pflegepraxis kommen Assessmentinstrumente in erster Linie als Skalen oder als kurze Checklisten zur Anwendung.
Die Handhabung der meisten Instrumente ist sehr einfach. Damit ein großer Schreibaufwand entfällt, sind die meisten Einschätzungsverfahren so angelegt, dass der Anwender nur das zutreffende Merkmal ankreuzen muss. In der Regel werden die Kreuze in Zahlen umgewandelt, sodass sich dann mit diesen ein messbares Ergebnis erzielen lässt, um ein für jeden schnell verständliches Ergebnis zu erhalten und ablesbar zu machen.

---

[1] vgl. Studienbrief APP 2 – Das Assessment als Teil der Pflegediagnostik

[2] vgl. Urban & Fischer Verlag, 6. Auflage, Buchseite 307

[3] vgl. http://www.epa-cc.de/files/content/Downloads/Gerdes_2011_Facharbeit.pdf

Geschichtlicher Werdegang von Assessmentinstrumenten:

Im Laufe der Zeit entstand der Wunsch, Patienten schneller und effektiver, im Hinblick auf die pflegefachliche Relevanz und Pflegeplanung, einordnen zu können. Das Anliegen, die Pflege zu professionalisieren, ist daher bis Mitte des 20. Jahrhunderts zurückzuführen, wo die ersten Assessmentinstrumente entstanden sind.

Zu Beginn fanden diese jedoch kaum Beachtung, da sie nicht die erhoffte Effizienz erzielten[4].

Die Wende kam 1990, seither lässt sich ein stetiger Anstieg der Anwendungen von Assessmentinstrumenten in der Pflege verzeichnen[5].

Es gibt zurzeit rund 200 verschiedene Assessmentinstrumente, die in der Praxis eingesetzt werden, davon finden jedoch 85% zur Erfassung eines Dekubitusrisikos Ihren nutzen[6].

Auf Deutschland bezogen kann man sagen, dass die Entwicklung von Risikoskalen sehr beliebt ist.

Der Werdegang von Assessmentinstrumenten steht allerdings noch am Anfang ihres schon lange beständigen Daseins. Das liegt daran, dass viele Faktoren – insbesondere die Wissenschaft und Technik – in der Praxis solide ineinander greifen müssen. Aufgrund dieser Komplexität und Aufwendigkeit sind die Fortschritte nur etappenweise zu verzeichnen.

---

[4] vgl. Studienbrief APP 2 – Das Assessment als Teil der Pflegediagnostik

[5] vgl. Urban & Fischer Verlag, Auflage 6, Buchseite 311

[6] vgl. Studienbrief APP 2 – Das Assessment als Teil der Pflegediagnostik

Konzepte und Methoden:

Am Anfang stellen sich bestimmte Fragen, welche die Auswahl, die Durchführung und die Bedeutung des Assessmentinstruments darstellen. Sie können sich auf bestimmte Schritte des Pflegeprozesses beziehen und im häuslichen als auch im stationären Bereich ihre Anwendung finden[7].

Zunächst ist es immer von Bedeutung zu wissen, ob man das Assessmentinstrument einmal, erstmals oder zum wiederholten Male benutzt[8].

Bei einem Assessmentinstrument, das einmalig benutzt wird, erfasst man einen aktuellen Wert des Zustands, welcher nur unikal benötigt wird und demnach nicht zu wiederholen ist. Assessmentinstrumente, die erstmalig benutzt werden dagegen, beschreiben einen Wert der zum ersten Mal erfasst wird, um ihn dann unter Umständen mit sich wiederholenden Assessmentinstrumenten evaluieren zu können (z.B. in einer Verlaufskontrolle).

Es gilt die Frage zu beantworten in welcher Zielgruppe der Patient einzuordnen ist, also in welchen Anwendungsbereich es den Patienten einzuschätzen gilt. Bei Bettlägerigkeit könnte es beispielsweise eine Einschätzung in Bezug auf ein Pneumonierisiko sein.

Grundsätzlich können drei Zentrale Formen von Assessmentinstrumenten unterschieden werden:
Bei den einen handelt es sich um die sogenannten umfassenden Assessmentinstrumente. Diese gleichen einer Vollanamnese, was bedeutet, dass alle pflegerelevanten Daten zu erfassen sind, beispielsweise: Ressourcen, soziokultureller Hintergrund/Biografie oder Lebenssituation und allgemeiner physischer/psychischer Zustand mit dem individuellen Kontext
Bei den anderen handelt es sich um die sogenannten fokussierten Assessmentinstrumente, die wiederum die umfassenden Assessmentinstrumente ergänzen können.
Hierbei geht es punktuell um konkrete Aspekte eines Pflegephänomens, das in den Mittelpunkt gestellt wird. Diese dienen also als tiefgehende Informationssammlung, als

---

[7] vgl. Studienbrief APP 2 – Das Assessment als Teil der Pflegediagnostik

[8] vgl. Studienbrief APP 2 – Das Assessment als Teil der Pflegediagnostik

Ergänzung oder als Verlaufskontrollen, wie zum Beispiel Skalen zur Erfassung des Dekubitusrisikos nach Norten und Braden[9]. Sie sind genauer, aber auch zeitaufwändiger in der Durchführung.

Die dritte Zentrale Form der Assessmentinstrumente sind die Screening-Instrumente. Sie finden ihre Verwendung um zu einer ersten groben Einschätzung zu gelangen. Dabei wird auch eine höhere Fehlerquote in Kauf genommen, wird ein positives Ergebnis erzielt, finden weitere, genauere Untersuchungen statt[10].

Bei Assessmentverfahren kann es hilfreich sein im Gespräch den Patienten offene Fragen zu stellen, um ein besseres Verständnis für individuelle Gesundheits- beziehungsweise Krankheitsprobleme sowie Verhaltensweisen des Patienten zu erreichen. Dabei ist es wichtig,

dass der Patient Erlebtes aus seiner Sicht und mit seinem Empfinden schildert, um patientenbezogen handeln zu können.

Nur der Patient kann die Erfahrungen seines Erlebten selbst am besten deuten und somit den Pflegenden Kund geben. Letztendlich bringt die Frageform, nämlich offene Fragen, die Individualität des Individuums am besten zum Vorschein.

---

[9] vgl. Studienbrief APP 2 – Das Assessment als Teil der Pflegediagnostik

[10] vgl. Pflege Heute, Urban und Fischer Verlag, 6. Auflage, Seite 310

Gütekriterien von Assessmentinstrumenten:

Gütekriterien prüfen Assessmentinstrumente um letztendlich darüber eine Aussage treffen zu können, ob das geprüfte Instrument für die Pflegepraxis qualifiziert oder unqualifiziert ist.

Eines der Gütekriterien ist die Objektivität. Dabei geht es darum, dass die Pflegenden zu dem gleichen Ergebnis des zu messenden Phänomens gelangen sollen, unabhängig von der durchführenden Person.
Die Objektivität wird nochmals in drei Dimensionen untergliedert.
Zum einen gibt es die Durchführungsobjektivität, die die Standardisierung betrifft, demnach Durchführungen des Instruments, zum Beispiel immer zur gleichen Zeit stattfindet.
Zum anderen gibt es die Auswertungsobjektivität, was bedeutet, dass die konkrete Übertragung der Daten und ein präzises Vorgehen sich günstig auf die Resultate auswirkt.
Als letzte Unterteilung gibt es die Interpretationsobjektivität, die allerdings schwierig bei der Pflege ist. Ein zu nennendes Beispiel wäre die Schmerzerfassung.

Ein weiteres Gütekriterium prüft die Reliabilität. Dabei soll bei mehrfacher Anwendung eines Instruments, die Messgenauigkeit zuverlässig sein, trotz Nutzung unterschiedlicher Akteure.

Ein zusätzliches Gütekriterium ist die Validität und prüft die Gültigkeit eines Instruments. Also, ob das Instrument das misst, was es vorgibt zu messen. Dabei wird nochmal in drei Formen unterschieden und zwar:
- Inhaltsvalidität, also der inhaltlichen Richtigkeit
- Kriteriumsvalidität, somit die Übereinstimmung mit Außenkriterien
- Konstruktvalidität, folglich die Übereinstimmung mit dem theoretischem Konstrukt[11]

Sensitivität und Spezifität prüfen als viertes Gütekriterium mit welcher Wahrscheinlichkeit ein Patient mit (Fähigkeit, wirklich „Kranke" als „krank" zu erkennen) oder ohne (Fähigkeit, wirklich „Gesunde" als „gesund" zu erkennen) Diagnose auch ein positives oder negatives Ergebnis bekäme.[12]

---

[11] vgl. http://lexikon.stangl.eu/1904/kriteriumsvaliditaet/

[12]Vgl.

Die bis hier aufgeführten Kriterien überprüfen die wissenschaftliche Fundierung und sind somit rein Instrumenten bezogene Gütekriterien. Natürlich muss für die Pflege etwas umsetzbar sein, woraufhin nun die Gütekriterien zur Anwendbarkeit folgen.

In der Praxis werden als Gütekriterien die *Effizienz* gerade im Punkt Aufwand und Nutzen Faktor herangezogen, die *Nützlichkeit*, ob es wirtschaftlich rentabel ist und die *Praktikabilität*, demnach das Instrument in den gegebenen Strukturen und Ressourcen umsetzbar ist[13].

Sowohl im Altenpflegegesetz (AltPflG § 3 Abs. 1) als auch im Krankenpflegegesetz (KrPflG § 3 Abs. 2) gibt es keine kennzeichnenden Vorgaben zu Assessmentinstrumenten. Es wird lediglich verlangt selbstständig und verantwortlich, im Einvernehmen aller erforderlichen Kompetenzen zu pflegen und eine individuelle Planung, Organisation, Durchführung und Dokumentation der Pflege erheben zu können. [14]

Damit sich dennoch Assessmentinstrumente in der Pflege verankern, geht die Verpflichtung einher, nach System, den Pflegebedarf zu ermitteln, wofür die aufgeführten Gütekriterien dienen sollen.

---

www.lkhf/redaktion/uploads/files/1c8d7b2e37e1712bea980b5deb240d5/assessment_l_ndlepfle getag_2013.pdf

[13] Vgl.
http://www.lkhf.at/redaktion/uploads/files/1c8d7b2e37e17126eae980b5deb240d5/assessment_l_ndlepflegetag_2013.pdf

[14]Vgl. Studienbrief APP 2 – Das Assessment als Teil der Pflegediagnostik

Pro und Contra von Assessmentinstrumenten:

Es gibt viele Vorteile wie auch Nachteile, die Assessmentinstrumente mit sich bringen, wobei die unzureichende Erforschung und die anfängliche Entwicklung ein ausschlaggebender Punkt für noch bestehende Nachteile ist.[15]

Einer der Vorteile den Assessmentinstrumente in der Pflege darstellen ist die rechtliche Absicherung. Erfolgt eine Einschätzung des Pflegenden, die durch eine Auseinandersetzung vor Gericht gehen könnte, kann durch Dokumentation der Einschätzung eingesehen werden, ob sich ein Handlungsbedarf ergeben hat oder eben nicht, womit alles nachvollzogen und bewiesen werden kann.

Eine weitere Nützlichkeit stellt die Prozessqualität da. Damit ist gemeint das Assessmentinstrumente der Qualitätssicherung dienen, indem es klare Durchführungen, Zuordnung, Bewertungen und pflegerische Maßnahmen gibt. Das bedeutet, das zum Beispiel wie bei der Schmerzerfassung ein bestimmter nummerischer Wert, die Indikation Schmerzmedikation zu verabreichen veranlasst dessen Strukturierung in vielen Kliniken zu beobachten ist. So kann der Patient verlegt werden und kommt in ein anderes Krankenhaus, unterliegt jedoch dem gleichen Assessmentverfahren.

Bleiben wir bei dem Thema Schmerzen: Patienten können von Schmerzassessments profitieren, da entsprechend der Einschätzung reagiert wird, womit die Anwendung von Assessmentinstrumenten eine Ergebnisqualität sicher stellt.

Besonders effizient sind Assessmentinstrumente dann, wenn ein zu beschreibendes Pflegephänomen allein aufgrund von Erfahrungen und Wissensstand schwer einzuschätzen ist, da diese unter anderem wissenschaftlichen Kriterien (Gütekriterien der Anwendbarkeit) unterliegen, das Aussagekräftig für ein schon oft angewendetes Instrument sein kann und nicht zu vergleichen ist mit Situationen die die Pflegekraft selbst vielleicht erst einige Male, oder gar nicht erlebt hat. Oft sind dies Instrumente, die bei Patienten mit denen eine verbale Kommunikation nicht mehr möglich ist, genutzt werden (z.B. Heidelberger Inventar zur Bewertung der Lebensqualität).

---

[15] vgl. Pflege Heute, Urban & Fischer Verlag, 6. Auflage, Buchseite 307 – 313 und Studienbrief APP 2 – Das Assessment als Teil der Pflegediagnostik

Gewinnbringend sind Assessmentinstrumente auch in der Hinsicht der Fokussierung bestimmter Aspekte, wodurch die Aufmerksamkeit in dem prüfenden Moment, nur dem zu erhebenden Pflegephänomen gilt, ergo können Pflegemaßnahmen positiv beeinflusst werden durch eine schnellere Bedarfserhebung.

Andererseits stellt die Fokussierung meist nur einen bestimmten Pflegeaspekt dar, jedoch besteht die Pflege aus vielen verschiedenen Pflegephänomenen, sodass professionell Pflegende sich für das eine oder andere Instrument entscheiden müssen, damit genug Zeit zur Umsetzung von pflegerischen Maßnahmen bleibt, da nicht alle Aspekte durch Assessmentinstrumente geprüft werden können.

Assessmentinstrumente benötigen einen längeren Zeitaufwand, was auch letztendlich mehr Personal erfordert. Gerade Instrumente die viele Leitfragen enthalten. Man darf nicht außer Acht lassen, dass Aufwand für die Anwendung und Dokumentation anfällt, auch dauert es, bis ein Assessmentinstrument eingeführt wird, zu denen auch noch Schulungen stattfinden müssen, um die Pflege professionell zu halten.

Des Weiteren kann eine Einschätzung des vorliegenden Pflegephänomens zu einem gleichen Resultat kommen, einmal durch die instrumentenbasierte Einschätzung und die nicht instrumentengestützte Einschätzung, dann ist schlussfolgernd die Planung von Pflegehandlungen durch den Einsatz eines Instrumentes überflüssig. Kritischer zu beachten ist der Fall, wenn diese Einschätzungen voneinander abweichen. In diesem Fall sollten die unterschiedlichen Ergebnisse gemeinsam im Team betrachtet werden und das Team zu dem Entschluss kommen, welche der beiden verlässlicher ist.

Ein weiterer nicht außer Acht zu lassender Punkt ist der Kostenfaktor, da Assessmentinstrumente Lizenzgebühren unterliegen, das bedeutet es werden für jede Anwendung kosten fällig[16].

Man erkennt Assessmentinstrumente bieten zahlreiche Vorteile, jedoch dürfen die nachteiligen Aspekte nicht missachtet werden und müssen sich somit Verbesserungen unterziehen.

---

[16] vgl. Pflege Heute, Urban & Fischer Verlag, 6. Auflage, Buchseite 312

Schmerz-Definition:

Der Begriff Schmerz im Allgemeinen ist nicht leicht zu definieren, obwohl jeder von uns schon einmal Schmerzen erlitten hat. Ob es ein körperlicher Schmerz ist – wie beispielsweise ein Stechen, Brennen, Zerren oder Ziehen – gleichzeitig ist es auch immer ein seelischer Schmerz, denn ganz gleich welcher Schmerz vorliegt, dieser ist definitiv belastend und wirkt sich somit auf unser Wohlbefinden aus. Wir empfinden unsere Lebensqualität je nach Stärke des Schmerzes als beeinträchtigt. Bleibt das ein Dauerzustand in unserem Leben können sich Schmerzen sogar zu einem eigenständigen Krankheitsbild (Schmerzkrankheit) entwickeln. Das chronische Schmerzen auch zu Depressionen führen können, ist inzwischen wissenschaftlich belegt.

Also was genau ist Schmerz? Einer der Fragen die nicht als zu definieren erscheint, obwohl Schmerzen zu den ältesten Erfahrungen von Menschen gehören und sehr weit verbreitet sind, fällt es bis heute schwer zu definieren, was Schmerz genau ist[17]. Dennoch gibt es seit 1986 eine Schmerz-Definition, die bislang die einzig allein anerkannte Definition ist von einer Gruppe von Forschern, die sich mit Schmerzen befassen, der IASP (International Association for the Study of Pain), und diese lautet:

„Schmerz ist ein unangenehmes Sinnes - und Gefühlserlebnis, das mit aktueller oder potentieller Gewebsschädigung verknüpft ist oder mit Begriffen einer solchen Schädigung beschrieben wird."

Schmerzen sind eine vielschichtige Sinnesempfindung. Sie sind immer ein körperliches und seelisches Erlebnis und das Produkt komplizierter Abläufe in unserem Körper. Schmerzen lassen sich nicht direkt durch Geräte messen, da sie ganz individuell empfunden und geäußert werden.

Grundsätzlich gilt: Schmerzen sind lebenswichtige Alarmgeber des Körpers. Sie haben die Funktion, unsere Gesundheit und uns vor mögliche Folgeschäden zu schützen. Durch Schmerzen werden wir auf eine mögliche Gefahr aufmerksam, womit Schmerz – obwohl es „schmerzhaft" ist – Unentbehrlichkeit zugeschrieben werden kann.

---

[17] vgl. http://www.vitanet.de/krankheiten-symptome/schmerz/definition

Anwendbarkeit von Güterkriterien auf ein Assessmentinstrument anhand der Numerischen-Rating-Skala (NRS):

Anhand der bereits beschriebenen Gütekriterien soll nun das Assessmentinstrument, die NRS, auf ihre Anwendbarkeit aus der wissenschaftlichen Perspektive, als auch auf die Praxis bezogen, geprüft werden.

Die Skala misst die subjektive Schmerzintensität des Patienten, dies wird gemessen von 0 – 10. Dabei steht ,,0" für keine vorliegenden Schmerzen und ,,10" für den sich stärksten vorstellbaren Schmerz.[18]

Auf die Objektivität bezogen wird die Durchführungsobjektivität als auch die Auswertungsobjektivität erfüllt, da die Durchführung beispielsweise einheitlich immer zu einem selben Zeitpunkt stattfinden kann und die Auswertung aufgrund der numerischen Benennung konkret und präzise erfolgt.

Des Weiteren erfüllt die Numerische Skala die Reliabilität, denn die Messgenauigkeit ist auch bei unterschiedlichen Anwendern und mehrfacher Wiederholung zuverlässig, da Zahlen ganzheitlich sind[19]. Es gibt demnach keine „halbe" Zahlen wodurch die Messung fehlerhaft sein könnte, was sich auch bei mehrfacher Wiederholung nicht ändern wird und somit das Instrument keiner subjektiven Beschreibung unterliegt.

Darüber hinaus wird die Skala auf alle drei Unterpunkte der Validität bezogen gerecht, da das Instrument genau das misst was es vorgibt zu messen. Inhaltlich betrachtet soll aufgrund der Einschätzung des Schmerzes eine pflegerische Maßnahme vollzogen werden, dessen Ziel die Linderung des Schmerzes ist. Dies kann durch die Gabe von Schmerzmedikamenten, Lagerung oder Mobilisation erreicht werden.

Effizienz, Nützlichkeit und Praktikabilität des Assessmentinstruments werde ebenso erfüllt. Die Effizienz misst das Verhältnis von Aufwand und Nutzen. Das Assessment nimmt nicht viel Zeit in Anspruch, da es lediglich ein reines Abfragen ist, kann es somit problemlos in der Pflege durchgeführt werden und dabei eine differenzierte Aussage über das

---

[18] vgl. Pflege Heute, Urban & Fischer Verlag, 6. Auflage, Buchseite 308

[19]gl. http://www.free-education-resources.com/www.mathematik.net//0-tabellen/zahlenbereiche.htm

patientenbezogene Schmerzerleben äußern, womit die Effektivität sich bestätigt.

Weiterhin ist das Instrument nützlich, denn es werden mit der Durchführung pflegerelevante Aspekte aufgegriffen, die wiederum umzusetzen sind, wodurch die Integration in den Pflegealltag gegeben und dadurch die Praktikabilität vorhanden ist.

Zusammenfassend kann man sagen, dass die Numerische Skala den wissenschaftlichen als auch den praktischen Gütekriterien unterliegt. Sie kann gut und somit gewinnbringend in den Pflegealltag eingebracht werden. Sie dient dem Einschätzen von Pfegerelevanz, wodurch sich die Pflegehandlungen unterstützten lassen.

Fazit:

Grundsätzlich sind Assessmentinstrumente im Alltag der Pflege hilfreich. Assessmentinstrumente helfen den Pflegekräften, Patienten differenzierter zu bewerten, um somit einen schnellen Überblick erlangen zu können. Schließlich werden durch Assessmentinstrumente das Verständnis von Pflegephänomenen vereinheitlicht und stellen eine gut anwendbare Ergänzung zu Pflegeprozessen, der Pflegehandlung und Dokumentation dar. Sie sind pflegerelevant. Doch auch wenn es relevante Einschätzungen sind, die erhoben werden, sind es immer noch – wie es im Wort Einschätzungen steckt – Schätzungen.

Auch wenn Assessmentinstrumente häufig genutzt werden und diese in der Praxis funktionieren und es aufgrund der wissenschaftlichen Authentifizierung eine Bereicherung ist, kann keine Garantie gegeben werden, dass diese zu 100 Prozent korrekt funktionieren, denn die Pflegewissenschaft kann für viele Assessmentinstrumente noch keinen *Beweis* erbringen, dass der Patient tatsächlich davon profitiert[20].

Um auf die zu Beginn gestellte Frage, ob Assessmentinstrumente eine Notwendigkeit für die professionelle Pflege darstellen, einzugehen kann man letztendlich dennoch sagen das Assessmentinstrumente in ihrer Bandbreite einen erheblichen Nutzen für die Pflegenden darstellen.

Zum einen durch das Erkennen von Risiken, zum anderen durch das einheitliche Verständnis im Behandlungsprozess durch Standardisierung und Wiederholungen zur Verlaufskontrolle, dass letztendlich für Pflegequalität spricht.

Darüber hinaus müssen Wissenschaft und Praxis gleichermaßen an Interesse aufbringen, mit Hilfe der Gütekriterien die verschiedenen Instrumente durch Evaluation und empirische Prüfungen zu optimieren. Ebenso könnten Weiterbildungen angeboten werden, damit klare Regeln in Bezug auf Durchführung, Nutzen und Verwertung verfeinert werden können. Somit werden Fehleinschätzungen bei Assessments zumindest verringert.[21]

Trotz der Bereicherung sollte der Mensch als Individuum nie in den Hintergrund geraten und in den Pflegeprozessen eingebunden werden, da letztendlich derjenige davon profitiert oder leidet, der dem ganzen unterzogen wird.

---

[20] Vgl. Pflege Heute, Urban & Fischer Verlag, 6. Auflage, Buchseite 311

[21] Vgl. Pflege Heute, Urban & Fischer Verlag, 6. Auflage, Buchseite 312

Quellenangaben

Internetquellen:

1. http://www.vitanet.de/krankheiten-symptome/schmerz/definition
2. http://edoc.sub.uni-hamburg.de/haw/volltexte/2014/2655/pdf/WS.Pf.BA.ab14.88.pdf
3. http://lexikon.stangl.eu/1904/kriteriumsvaliditaet/
4. http://www.pflegeassessment.de/
5. http://www.lkhf.at/redaktion/uploads/files/1c8d7b2e37e17126eae980b5deb240d5/
   assessment_l_ndlepflegetag_2013.pdf
6. http://www.free-education-resources.com/www.mathematik.net/
   0-tabellen/zahlenbereiche.htm

Literaturquellen:

1. Pflege Heute, Urban & Fischer Verlag, 6. Auflage, Buchseite 307 – 313
2. (HealthCareStudies) Assessment von Pflegebedarf
   Titel: Das Assessment als Teil der Pflegediagnostik (APP Band 2)
   Autor: Dr. Berta M. Schrems (erschienen Mai 2009)

Genderklausel

Die weibliche Form ist der männlichen Form in dieser Arbeit gleichgestellt;
lediglich aus Gründen der Vereinfachung wurde die männliche Form
gewählt.

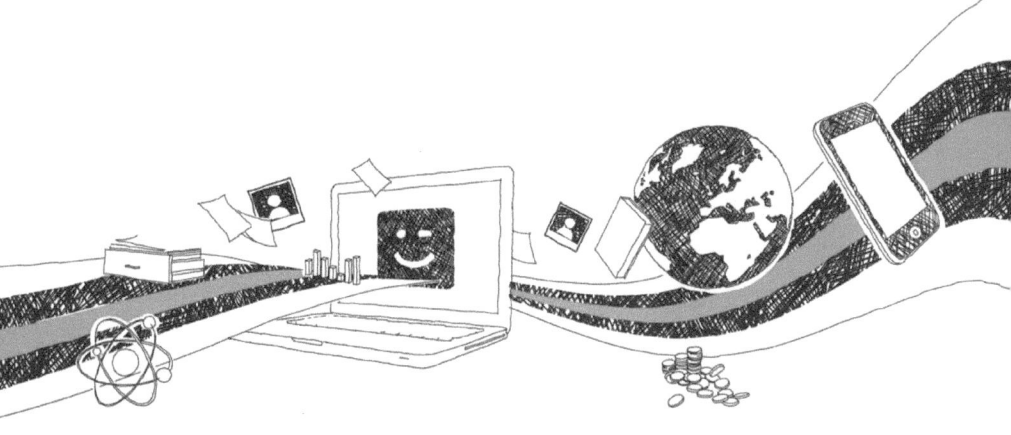
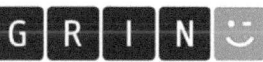